INTRODUCTION

Bienvenue dans le monde de la cuisine équilibrée et délicieuse, où chaque recette est une invitation à redécouvrir le pouvoir transformateur de votre alimentation. Ce livre, dédié au régime PSMF (Protein-Sparing Modified Fast), est bien plus qu'un simple recueil de recettes ; c'est un guide complet pour une vie saine, pleine d'énergie et de saveurs exquises.

Dans notre quête constante d'une meilleure santé et d'un bien-être optimal, le régime PSMF s'est imposé comme une approche novatrice pour atteindre nos objectifs de perte de poids et de remise en forme. À travers ces pages, nous vous invitons à explorer un monde culinaire riche en protéines maigres, en légumes frais et en saveurs équilibrées, le tout conçu pour maximiser les bienfaits de ce régime révolutionnaire.

Le PSMF, au cœur de ce livre, est bien plus qu'un simple régime. C'est une philosophie alimentaire qui embrasse la puissance des protéines tout en préservant la masse musculaire. Avec des recettes soigneusement élaborées, nous avons transformé chaque repas en une expérience gastronomique satisfaisante, tout en respectant les principes essentiels du PSMF.

Que vous soyez novice dans le domaine de la nutrition ou un vétéran bien informé, ce livre offre une approche accessible et engageante du PSMF. Vous découvrirez non seulement des recettes délicieuses et équilibrées, mais aussi des informations pratiques sur la science derrière le PSMF, des conseils pour maximiser ses avantages et des astuces pour intégrer facilement ce mode de vie dans votre quotidien.

Préparez-vous à explorer une variété alléchante de plats, des petits déjeuners énergisants aux dîners élaborés, tous conçus pour vous aider à atteindre vos objectifs de bien-être tout en ravissant vos papilles. Que vous cherchiez à perdre du poids, à améliorer votre composition corporelle ou simplement à adopter un mode de vie plus sain, ce livre est votre compagnon de confiance dans cette aventure culinaire et nutritionnelle.

À travers ces pages, nous vous invitons à embrasser le changement, à redéfinir votre relation avec la nourriture et à célébrer la joie de cuisiner pour une vie meilleure. Préparez-vous à déguster chaque bouchée avec une intention consciente, car chaque recette ici est une étape vers une version plus saine et plus heureuse de vous-même.

Bienvenue dans le voyage palpitant du PSMF, où la cuisine devient une célébration de la vitalité et de la transformation personnelle. Bon appétit!

CHAPITRE UN

Explication approfondie du régime PSMF et de ses principes

Le régime Protein-Sparing Modified Fast (PSMF) est un régime unique et hautement restrictif qui favorise une perte de poids rapide tout en préservant la masse corporelle maigre. Il est fréquemment utilisé sous surveillance médicale pour des individus en surpoids significatif ou obèses, nécessitant une perte de poids rapide pour des raisons de santé. L'objectif principal du régime PSMF est de maximiser la perte de graisse tout en préservant la masse corporelle maigre, comprenant la masse musculaire et d'autres tissus non gras. Il est souvent recommandé pour ceux qui ont besoin de perdre du poids de manière significative, notamment avant une intervention chirurgicale.

Le régime PSMF implique la consommation de calories minimes, principalement issues de sources de protéines maigres, tout en réduisant au maximum l'apport en glucides et en gras. La répartition des macronutriments dans un régime PSMF est généralement la suivante :

- Protéines : 70 à 90 % des calories totales
- Glucides : 5 à 10 % des calories totales
- Graisses : 5 à 10 % des calories totales

Ce régime présente des caractéristiques distinctes qui le distinguent des approches alimentaires conventionnelles. La restriction calorique drastique, associée à une concentration élevée en protéines, vise à induire un état métabolique particulier qui favorise la combustion des réserves de graisses tout en minimisant la perte de masse musculaire.

Il est crucial de souligner que le régime PSMF nécessite une approche avisée et doit être suivi avec précaution, idéalement sous la supervision d'un professionnel de la santé. Cette approche nutritionnelle unique offre des avantages spécifiques, mais il est essentiel de comprendre ses principes fondamentaux pour en tirer le meilleur parti tout en préservant la santé globale. En explorant ce chapitre, vous acquerrez une compréhension approfondie du régime PSMF, jetant les bases pour une mise en œuvre réussie et durable de ces principes dans votre parcours vers une meilleure santé.

Origines et Évolution

Le régime Protein-Sparing Modified Fast (PSMF) trouve ses origines dans le domaine médical et a été initialement développé comme une approche thérapeutique pour traiter l'obésité sévère et ses complications sanitaires associées. Le Dr George L. Blackburn, éminent médecin et chercheur américain, a joué un rôle prépondérant dans la création et la popularisation du régime PSMF. Plongeons dans l'histoire et l'origine de ce plan alimentaire unique.

Dr. George L. Blackburn : Pionnier de la Recherche sur l'Obésité

Le Dr George L. Blackburn, médecin diplômé de Harvard, a consacré une grande partie de sa carrière médicale à la recherche et au traitement de l'obésité ainsi que des problèmes de santé qui lui sont associés. Dans les années 1970, il était à l'avant-garde de la recherche sur l'obésité, cherchant à développer des stratégies efficaces pour gérer l'obésité au-delà des méthodes traditionnelles de régime.

Développement du Régime PSMF

Les recherches approfondies du Dr Blackburn l'ont amené à reconnaître les défis du traitement de l'obésité sévère. Les régimes conventionnels entraînent souvent une perte de masse musculaire et de graisse, posant des risques sanitaires importants. En collaboration avec ses collègues, il a formulé le régime Protein-Sparing Modified Fast (PSMF) pour remédier à ce problème.

Le régime PSMF a été conçu pour apporter une solution aux personnes ayant besoin de perdre une quantité substantielle de poids avant de subir une intervention chirurgicale, en particulier une chirurgie de perte de poids. Le Dr Blackburn visait à créer un régime favorisant une perte de poids rapide tout en minimisant la perte de masse corporelle maigre, en particulier des tissus musculaires.

Applications Cliniques et Évolution

Les premières applications du régime PSMF étaient principalement axées sur les personnes obèses sévères nécessitant une perte de poids rapide pour réduire les risques chirurgicaux. Les patients programmés pour une chirurgie bariatrique, telle qu'un bypass gastrique, suivaient souvent le régime PSMF avant la procédure pour réduire la taille de leur foie et diminuer les complications chirurgicales.

Au fil du temps, le régime PSMF a évolué pour inclure une approche plus structurée avec des ratios spécifiques de macronutriments et des restrictions caloriques. Le régime mettait généralement l'accent sur des sources de protéines de haute qualité et une consommation minimale de glucides et de graisses pour induire un état de cétose, où le corps se tourne vers les graisses pour obtenir de l'énergie.

Transition vers une Utilisation Courante

Bien que le régime PSMF ait initialement gagné en reconnaissance dans les milieux médicaux, sa nature extrême et ses directives strictes le rendaient moins adapté à une utilisation à long terme par le grand public. Cependant, ses principes et son accent sur la préservation de la masse corporelle maigre tout en favorisant une perte de poids rapide ont suscité l'intérêt des communautés de fitness et de bodybuilding.

Les bodybuilders et les athlètes cherchant à éliminer les graisses tout en préservant leur masse musculaire ont commencé à adopter des versions modifiées du régime PSMF pendant leurs phases de définition. Ces versions adaptées incorporaient souvent des allocations caloriques plus élevées et des périodes de réapprovisionnement pour assurer une prise adéquate de nutriments et prévenir tout dommage métabolique à long terme.

Comment le PSMF favorise la Perte de Poids

Le régime Protein-Sparing Modified Fast (PSMF) est une approche spécialisée de la perte de poids qui repose sur un ensemble unique de principes visant à obtenir des réductions rapides et significatives du poids corporel. Ce plan alimentaire est conçu pour créer un déficit calorique substantiel tout en minimisant la perte musculaire et en préservant la masse corporelle maigre. Explorons comment le régime PSMF agit pour favoriser la perte de poids.

Induction d'un Déficit Calorique

La création d'un déficit calorique significatif est au cœur du mécanisme de perte de poids du régime PSMF. Le régime restreint l'apport calorique de manière extrême, oscillant généralement entre 500 et 800 calories par jour. Cette restriction calorique force le corps à puiser dans ses réserves d'énergie, principalement les graisses stockées, pour répondre à ses besoins énergétiques.

Cétose et Utilisation des Graisses

L'une des mécaniques clés du régime PSMF est l'induction de la cétose. La cétose est un état métabolique dans lequel le corps passe de l'utilisation principale du glucose pour l'énergie à la dépendance des corps cétoniques, produits par la décomposition des graisses. En limitant fortement l'apport en glucides, la source d'énergie préférée du corps, le régime PSMF contraint le corps à décomposer les graisses stockées pour générer des cétones, entraînant une utilisation accrue des graisses pour l'énergie.

Préservation de la Masse Corporelle Maigre

Contrairement à de nombreux autres régimes hypocaloriques qui peuvent entraîner une perte importante de muscle et de graisse, le régime PSMF est spécifiquement conçu pour préserver la masse corporelle maigre. Le régime réalise cela grâce aux mécanismes suivants : • Apport Élevé en Protéines : Le régime PSMF met l'accent sur une forte consommation de sources de protéines maigres. Les protéines sont essentielles pour maintenir les tissus musculaires et soutenir la fonction métabolique, rendant moins probable la décomposition musculaire pour l'énergie. • Entraînement en Résistance : L'intégration d'entraînements en résistance ou de musculation dans le régime PSMF soutient davantage la préservation musculaire. L'entraînement en résistance signale au corps que la masse musculaire est essentielle, aidant à prévenir la décomposition musculaire.

Perte de Poids Initiale Rapide

En raison de la restriction calorique extrême et du passage en cétose, les personnes suivant le régime PSMF connaissent souvent une perte de poids initiale rapide. Cela peut être attribué à plusieurs facteurs : • Perte d'Eau : À mesure que le corps décompose les réserves de glycogène (glucose stocké) pour obtenir de l'énergie, il libère de l'eau. La perte de glycogène et d'eau peut contribuer à une baisse de poids notable au cours des premiers jours du régime.

• Réduction de l'Inflammation : La cétose est associée à une réduction de l'inflammation, ce qui peut temporairement diminuer la rétention d'eau et les ballonnements.

Nature à Court Terme

Le régime PSMF n'est pas destiné à une utilisation à long terme en raison de sa nature extrême et des risques potentiels pour la santé. Une restriction calorique prolongée peut entraîner des carences nutritionnelles et des adaptations métaboliques pouvant entraver les objectifs de perte de poids à long terme. Au lieu de cela, le régime PSMF est destiné à être une intervention à court terme pour une perte de poids rapide, souvent utilisée avant des procédures médicales ou pour amorcer un parcours de perte de poids plus durable.

Protéine en tant que Source Alimentaire

La protéine est un macronutriment essentiel qui joue un rôle critique dans le soutien de diverses fonctions corporelles. En termes de santé, les aliments riches en protéines sont souvent considérés comme inestimables, en particulier dans l'accélération de la perte de poids. Explorons la signification de la protéine en tant que source alimentaire et ses nombreux avantages pour la santé globale, en mettant l'accent sur son rôle dans l'accélération de la perte de poids.

L'Importance des Protéines

Les protéines sont composées d'acides aminés, les éléments constitutifs de la vie. Ces acides aminés sont essentiels à la croissance, à la réparation et à l'entretien des tissus corporels, incluant les muscles, les organes, la peau et les cheveux. Contrairement aux glucides et aux graisses, le corps ne stocke pas l'excès de protéines, il est donc nécessaire d'en consommer régulièrement pour répondre aux besoins du corps.

Rôle des Protéines dans la Perte de Poids

Les protéines jouent plusieurs rôles cruciaux dans le soutien de la perte de poids et peuvent contribuer significativement à son accélération :

1. **Satiété Accrue :** Les aliments riches en protéines sont souvent plus rassasiants que les glucides et les graisses. Ils aident à contrôler l'appétit et à réduire l'apport calorique global en favorisant une sensation de plénitude et de satisfaction après les repas.

2. **Effet Thermique des Aliments (ETA) :** Le corps dépense de l'énergie pour digérer et traiter les nutriments alimentaires. Les protéines ont un effet thermique plus élevé que les glucides et les graisses, signifiant qu'une partie des calories provenant des protéines est brûlée pendant la digestion. Cela contribue à un taux métabolique plus élevé et à une dépense calorique accrue.

3. **Préservation Musculaire :** Pendant la perte de poids, il existe un risque de perdre de la graisse et de la masse musculaire. Une consommation adéquate de protéines aide à atténuer la perte musculaire en fournissant les acides aminés nécessaires à l'entretien musculaire.

4. **Augmentation de la Dépense Énergétique** : Il a été démontré que les protéines ont un impact plus important sur la stimulation du métabolisme que les autres macronutriments. Cela peut entraîner une augmentation de la combustion des calories, même au repos.

Accélérer la Perte de Poids avec les Protéines

Pour tirer parti des avantages des protéines pour accélérer la perte de poids, il est essentiel de considérer les stratégies suivantes :

1. **Apport Protéique Adéquat** : Visez à inclure une source de protéines maigres à chaque repas. Cela peut inclure des viandes maigres (poulet, dinde, poisson), des œufs, des produits laitiers, des légumineuses et des sources de protéines végétales (tofu, tempeh, lentilles).

2. **Repas Équilibrés** : Créez des repas équilibrés combinant protéines, légumes riches en fibres et graisses saines. Cette combinaison contribue à stabiliser les niveaux de sucre dans le sang et à prolonger la sensation de satiété.

3. **Timing des Protéines** : Répartissez la consommation quotidienne de protéines pour soutenir la réparation musculaire et réduire les fringales. La consommation de collations riches en protéines entre les repas peut aider à maintenir des niveaux d'énergie stables.

4. **Entraînement en Résistance** : Intégrez des exercices de musculation dans votre routine. La consommation de protéines et l'entraînement en résistance peuvent aider à construire et à maintenir la masse musculaire maigre, stimulant davantage le métabolisme et améliorant la perte de poids.

Autres Bienfaits des Protéines pour la Santé

Bien que le rôle des protéines dans l'accélération de la perte de poids soit notable, leurs bienfaits s'étendent au-delà de ce domaine :

• **Santé Musculaire** : Les protéines sont essentielles pour maintenir la masse musculaire, la force et la fonction, surtout avec le vieillissement.

· **Santé Osseuse** : Certaines protéines contribuent à la santé osseuse en soutenant la densité osseuse et en prévenant l'ostéoporose.

· **Soutien Immunitaire** : Les protéines jouent un rôle dans la fonction immunitaire en produisant des anticorps et des enzymes qui aident à protéger le corps contre les infections.

· **Production d'Enzymes et d'Hormones** : De nombreuses enzymes et hormones sont constituées de protéines, influençant divers processus dans le corps.

CHAPITRE DEUX

Démarrage du Régime PSMF

Aliments Autorisés dans le Régime PSMF

Le régime Protein-Sparing Modified Fast (PSMF) est un plan alimentaire extrême et restrictif axé sur une consommation élevée de protéines tout en limitant sévèrement les glucides et les graisses. Ce régime est destiné à être utilisé à court terme sous surveillance médicale. Voici une liste complète des aliments généralement autorisés dans le régime PSMF :

Sources de Protéines : · Viandes Maigres : Blanc de poulet sans peau, dinde, coupes maigres de bœuf (comme le faux-filet), coupes maigres de porc (comme le filet).

· Poisson : Cabillaud, aiglefin, plie, tilapia, thon, saumon (avec modération en raison de sa teneur plus élevée en gras).

· Fruits de Mer : Crevettes, crabe, homard, coquilles Saint-Jacques.

· Blancs d'Œufs : Les blancs d'œufs sont faibles en calories et en gras tout en étant riches en protéines.

· Charcuterie Maigre : Dinde à faible teneur en sodium, poulet, ou rôti de bœuf maigre (avec modération et attention à la teneur en sodium ajouté).

· Produits Laitiers Maigres : Fromage cottage, yaourt grec (nature, sans gras), fromage à faible teneur en matières grasses.

Légumes :

· Légumes Non Amidonnés : Feuilles vertes (épinards, laitue, chou frisé), brocoli, chou-fleur, courgette, asperges, haricots verts, choux de Bruxelles, concombre, céleri, poivrons.

· Légumes de Salade : Roquette, laitue romaine, mélanges de salades et autres verdure à faible teneur en glucides.

Boissons :

• **Eau :** L'eau simple est essentielle pour rester hydraté.

• **Thé et Café Non Sucrés :** Le thé et le café sans sucres ni crème peuvent être consommés avec modération.

Condiments et Assaisonnements :

• **Herbes et Épices :** Utilisez une variété d'herbes et d'épices pour donner du goût à vos repas sans ajouter de calories supplémentaires.

• **Vinaigre :** Vinaigre balsamique, vinaigre de cidre de pomme et autres types de vinaigre peuvent être utilisés pour le goût.

• **Moutarde :** La moutarde préparée est faible en calories et peut ajouter une saveur piquante.

• **Sauce Piquante :** Beaucoup de sauces piquantes sont très faibles en calories et peuvent apporter une touche de saveur.

Considérations et Recommandations :

• Bien que la liste des aliments autorisés dans le régime PSMF soit limitée, la rotation de vos choix alimentaires est essentielle pour vous assurer d'obtenir divers nutriments.

• Assurez-vous de répondre à vos besoins en protéines tout en surveillant votre apport calorique global. Le régime PSMF est très restrictif, donc équilibrer une nutrition adéquate et des objectifs de perte de poids est crucial.

• Soyez prudent quant aux portions et évitez de trop manger, même avec les aliments autorisés.

• Consultez un professionnel de la santé ou un diététicien agréé avant de commencer le régime PSMF, car il n'est pas adapté à tout le monde et nécessite une surveillance médicale attentive, en particulier pour les personnes en surpoids significatif ou obèses devant perdre du poids rapidement pour des raisons de santé, telles qu'avant une opération.

• En raison de la nature restrictive du régime, il est recommandé de ne suivre le régime PSMF que pendant une courte période, généralement de quelques semaines à quelques mois.

Contrôle Calorique dans le Régime PSMF

Le contrôle calorique est fondamental dans le régime Protein-Sparing Modified Fast (PSMF). Ce plan alimentaire extrême réduit significativement l'apport calorique pour induire une perte de poids rapide tout en préservant la masse corporelle maigre. Comprendre et gérer l'apport calorique est crucial pour le succès et la sécurité du régime PSMF. Explorons comment le contrôle calorique fonctionne dans le contexte du régime PSMF.

Établissement d'une Base Calorique

Avant de se lancer dans le régime PSMF, il est essentiel de déterminer vos besoins caloriques quotidiens en fonction de l'âge, du genre, du poids, du niveau d'activité et de la santé globale. Cette base servira de point de référence pour créer un déficit calorique, clé de la perte de poids.

Restriction Calorique Sévère

Une réduction sévère de l'apport calorique caractérise le régime PSMF. La consommation quotidienne de calories se situe généralement entre 500 et 800 calories, nettement en dessous des besoins caloriques moyens de la plupart des individus. Cette réduction drastique force le corps à compter sur les réserves de graisse pour l'énergie, entraînant une perte de poids rapide.

Surveillance et Contrôle des Portions

Pour contrôler efficacement les calories dans le régime PSMF, une surveillance méticuleuse des tailles de portions est essentielle. La restriction calorique limitée signifie que chaque bouchée compte, et même de légères déviations peuvent influencer le succès global du régime. Utiliser une balance alimentaire et des ustensiles de mesure peut garantir la précision des tailles de portions.

Priorité à l'Apport Protéique

Bien que le contrôle calorique soit crucial, l'accent reste mis sur l'apport protéique dans le régime PSMF. Une consommation adéquate de protéines est essentielle pour préserver la masse musculaire maigre et soutenir la fonction métabolique pendant la perte de poids. Les aliments riches en protéines devraient constituer la majeure partie de votre apport calorique limité.

Éviter les Calories Vides

Étant donné la restriction calorique sévère, il est essentiel d'éviter les aliments et les boissons qui fournissent des calories vides avec peu de valeur nutritionnelle. Cela inclut les collations sucrées, les condiments riches en calories et les boissons alcoolisées. L'objectif est de faire en sorte que chaque calorie contribue à répondre à vos besoins alimentaires.

Équilibrer l'Apport Nutritionnel

Bien que la protéine soit la priorité principale, il est crucial d'incorporer une variété d'aliments riches en nutriments dans le cadre du régime Protein-Sparing Modified Fast (PSMF). Les légumes non amidonnés peuvent fournir des vitamines essentielles, des minéraux et des fibres sans contribuer significativement au compte calorique.

Les besoins caloriques individuels peuvent varier en fonction du niveau d'activité, du métabolisme et des objectifs de perte de poids. Certains individus peuvent nécessiter légèrement plus de calories pour éviter des niveaux extrêmes de restriction calorique. Bien que le contrôle calorique soit un aspect central du régime PSMF, il est essentiel d'approcher ce régime robuste avec prudence :

• **Carences Nutritionnelles** : Une restriction calorique sévère peut entraîner des carences nutritionnelles. Considérez la supplémentation et des bilans de santé réguliers pour surveiller votre santé. • **Adaptation Métabolique** : Une restriction calorique prolongée peut entraîner des adaptations métaboliques qui rendent plus difficile la perte de poids au fil du temps.

Conseils pour la Planification et la Préparation des Repas

La planification et la préparation des repas sont cruciales pour naviguer avec succès dans le régime Protein-Sparing Modified Fast (PSMF). Ce régime extrême nécessite une considération minutieuse de l'apport nutritionnel et du contrôle des portions pour assurer son efficacité et sa sécurité. Voici quelques conseils précieux pour vous aider à planifier et préparer efficacement vos repas tout en respectant les principes du régime PSMF :

1. **Consulter un Professionnel de la Santé** : Avant

de commencer le régime PSMF, consultez un professionnel de la santé ou un diététicien agréé pour vous assurer qu'il convient à votre santé et à vos objectifs de perte de poids. Ils peuvent fournir des conseils personnalisés adaptés à vos besoins individuels.

2. **Calculer Vos Besoins Caloriques** : Déterminez vos besoins caloriques de base en fonction de l'âge, du sexe, du poids et du niveau d'activité. Ensuite, établissez un déficit calorique sévère pour favoriser la perte de poids. N'oubliez pas que l'objectif est de consommer environ 500 à 800 calories par jour, principalement à partir de sources de protéines.

3. **Prioriser les Protéines Maigres** : Les protéines sont la base du régime PSMF. Choisissez des sources de protéines maigres telles que le poulet sans peau, le poisson, les coupes maigres de viande, les blancs d'œufs et les produits laitiers à faible teneur en matières grasses. Ces sources fournissent des acides aminés essentiels pour soutenir la préservation musculaire et la fonction métabolique.

4. **Incorporer des Légumes Non Amidonnés** : Les légumes non amidonnés fournissent des nutriments essentiels, des fibres et du volume aux repas sans contribuer significativement à l'apport calorique. Incluez une variété de légumes colorés tels que les feuilles vertes, le brocoli, le chou-fleur, la courgette et les poivrons.

5. **Planifier des Repas Équilibrés** : Concevez des repas équilibrés comprenant une source de protéines maigres, des légumes non amidonnés et peut-être une petite quantité de graisses saines. Cette combinaison favorise la satiété, stabilise les niveaux de sucre dans le sang et fournit des nutriments essentiels.

6. **Mesurer et Peser les Portions** : Le contrôle des portions est crucial dans le régime PSMF. Investissez dans une balance alimentaire et des ustensiles de mesure pour mesurer vos portions alimentaires avec précision. Cette pratique garantit que vous restez dans vos limites caloriques et atteignez vos objectifs

protéiques.

7. **Préparer les Repas à l'Avance** : Préparez vos repas à l'avance pour éviter les choix alimentaires impulsifs lorsque la faim se fait sentir. Cuisinez des sources de protéines, coupez des légumes et portionnez les repas pour les jours à venir. Cette préparation réduit la probabilité de dévier du plan alimentaire.

8. **Inclure des Herbes et des Épices Savoureuses** : Rehaussez le goût de vos repas sans ajouter de calories en utilisant une variété d'herbes et d'épices. Expérimentez avec des combinaisons pour maintenir l'excitation et le plaisir dans vos repas.

9. **Rester Hydraté** : Buvez beaucoup d'eau tout au long de la journée pour rester hydraté et soutenir votre santé globale. Une hydratation adéquate aide également à contrôler l'appétit et évite la confusion entre la soif et la faim.

10. **Écouter Votre Corps** : Bien que le régime PSMF soit strict, écouter les signaux de votre corps est important. Si vous ressentez une fatigue extrême, des étourdissements ou d'autres effets indésirables, consultez un professionnel de la santé et envisagez d'ajuster votre approche.

11. **Planifier des Jours de Réapprovisionnement (Sous Surveillance Médicale)** : Dans certains cas, l'incorporation de jours de réapprovisionnement et une augmentation temporaire de l'apport calorique peuvent aider à prévenir l'adaptation métabolique et à soutenir l'adhérence à long terme. Cependant, cela ne devrait être fait que sous surveillance médicale.

12. **Se Concentrer sur une Utilisation à Court Terme** : Rappelez-vous que le régime PSMF n'est pas une solution à long terme. Il est destiné à une utilisation à court terme et ne devrait être suivi que sous la supervision médicale pour éviter les carences nutritionnelles et les complications de santé.

Exemple de Plans de Repas

Se lancer dans le régime Protein-Sparing Modified Fast (PSMF) nécessite une planification minutieuse et le respect de ses directives strictes. Ce plan de repas échantillon d'une semaine est conçu pour fournir aux débutants une approche structurée pour suivre le régime PSMF tout en assurant une nutrition adéquate et la sécurité. Rappelez-vous que ce plan alimentaire ne devrait être entrepris que sous surveillance médicale.

Jour 1 :

Petit-déjeuner :

• Trois blancs d'œufs brouillés avec des épinards et des champignons.

• Thé aux herbes (non sucré).

Déjeuner :

• Poitrine de poulet grillée (4 oz).

• Brocoli cuit à la vapeur.

Dîner :

• Poisson cuit au four (4 oz).

• Salade verte mixte avec vinaigrette au vinaigre.

Jour 2 :

Petit-déjeuner :

• Fromage cottage (½ tasse).

• Concombre tranché.

Déjeuner :

• Tranches de poitrine de dinde (3 oz).

• Asperges cuites à la vapeur.

Dîner :

• Crevettes grillées (4 oz).

• Salade d'épinards avec jus de citron.

Jour 3 :

Petit-déjeuner :

• Grec yogourt (⅓ tasse).

• Poivrons coupés en tranches.

Déjeuner :

• Tranches de rôti de bœuf maigre (3 oz).

• Bâtonnets de céleri crus.

Dîner : • Poitrine de poulet au four (4 oz).

• Haricots verts cuits à la vapeur.

Jour 4 :

Petit-déjeuner :

• Omelette aux blancs d'œufs avec des tomates et des oignons coupés en dés.

• Thé aux herbes (non sucré).

Déjeuner :

• Salade de thon (thon en conserve, égoutté, mélangé avec du jus de citron et des herbes).

• Salade verte mixte.

Dîner :

• Poisson blanc grillé (4 oz).

• Épinards sautés.

Jour 5 :

Petit-déjeuner :

• Omelette aux blancs d'œufs avec des poivrons et des oignons coupés en dés.

• Thé aux herbes (non sucré).

Déjeuner :

• Fromage cottage à faible teneur en matières grasses (½ tasse).

• Concombre tranché.

Dîner : • Pavé de dinde maigre (4 oz).

• Brocoli cuit à la vapeur.

Jour 6 :

Petit-déjeuner :

• Grec yogourt (⅓ tasse).

• Poivrons coupés en tranches.

Déjeuner : • Poitrine de poulet grillée (4 oz).

• Asperges cuites à la vapeur.

Dîner :

• Poisson cuit au four (4 oz).

• Salade verte mixte avec vinaigrette au vinaigre.

Jour 7 :

Petit-déjeuner :

• Omelette aux blancs d'œufs avec des épinards et des champignons.

• Thé aux herbes (non sucré).

Déjeuner : • Tranches de poitrine de dinde (3 oz).

• Haricots verts cuits à la vapeur.

Dîner :

• Crevettes grillées (4 oz).

• Salade d'épinards avec jus de citron.

Conseils Supplémentaires : • Restez hydraté en buvant

de l'eau, du thé aux herbes et du café noir (sans sucres ajoutés ni crème). • Utilisez des herbes et des épices pour donner du goût à vos repas sans ajouter de calories. • Consommez généreusement des légumes non amidonnés pour augmenter l'apport en fibres et soutenir la digestion. • Envisagez d'incorporer un supplément multivitaminé quotidien et d'oméga-3 pour prévenir les carences nutritionnelles. • Surveillez la réponse de votre corps au régime et ajustez si nécessaire. Consultez un professionnel de la santé en cas de fatigue extrême, d'étourdissements ou d'autres effets indésirables.

Intégrer l'Exercice

L'exercice associé au régime Protein-Sparing Modified Fast (PSMF) peut amplifier les résultats en favorisant la préservation musculaire, en augmentant la dépense calorique et en améliorant le bien-être global. Ici, nous explorerons le rôle de l'exercice dans l'amélioration des résultats du PSMF pour les débutants, ainsi que des exemples de routines d'exercice adaptées à ce plan alimentaire.

Les Avantages de l'Exercice sur le Régime PSMF :

1. **Préservation Musculaire :** L'exercice, en particulier l'entraînement en résistance, contribue à préserver la masse musculaire maigre pendant la perte de poids. Cela est crucial dans le régime PSMF, qui peut mettre les tissus musculaires en danger en raison de sa restriction calorique extrême.

2. **Augmentation de la Dépense Calorique :** L'activité physique augmente la dépense énergétique, contribuant à un déficit calorique plus important. Cela est conforme à l'objectif du régime PSMF, qui repose sur une réduction calorique sévère pour induire la perte de poids.

3. **Boost Métabolique :** L'exercice régulier peut augmenter le taux métabolique, entraînant une combustion calorique accrue même au repos. Cela

se synchronise avec les changements métaboliques induits par le régime PSMF.

4. **Humeur et Bien-Être** : L'exercice peut améliorer l'humeur et réduire le stress, ce qui peut être particulièrement bénéfique pendant la période exigeante de restriction calorique du régime PSMF.

Exemples de Routines d'Exercice pour les Débutants :

1. **Routine d'Entraînement en Résistance** : Effectuez 3 à 4 jours par semaine. Concentrez-vous sur des exercices composés ciblant les principaux groupes musculaires. · **Jour 1 : Haut du Corps** · Pompes (3 séries de 10-12 répétitions) · Rangs d'haltères (3 séries de 10-12 répétitions) · Presses d'épaules (3 séries de 10-12 répétitions) · **Jour 2 : Bas du Corps** · Squats au poids du corps (3 séries de 15 répétitions) · Fentes (3 séries de 10-12 répétitions par jambe) · Ponts de fessier (3 séries de 12-15 répétitions)

2. **Exercice Cardiovasculaire** : Incluez du cardio à intensité modérée pendant 3 à 4 jours par semaine. · **Jour 3 : Cardio** · 20 à 30 minutes de marche rapide, de vélo ou de natation. · **Jour 4 : Cardio** · 20 à 30 minutes d'une activité différente de celle de la veille.

Conseils pour Combiner l'Exercice avec le PSMF :

1. **Commencez Progressivement** : Si vous débutez dans l'exercice, commencez par des séances plus courtes et des poids plus légers. Augmentez progressivement l'intensité et la durée à mesure que votre niveau de forme physique s'améliore.

2. **Écoutez Votre Corps** : Le régime PSMF est déjà exigeant pour votre corps. Faites attention à ce que vous ressentez pendant et après l'exercice. Si vous ressentez une fatigue extrême ou des étourdissements, ajustez l'intensité de votre entraînement ou consultez un professionnel de la santé.

3. **Hydratation** : Restez bien hydraté pendant l'exercice et tout au long de la journée. La déshydratation peut affecter à la fois votre performance pendant l'entraînement et votre bien-être général.

4. **Nutrition Post-Entraînement** : Consommez un repas riche en protéines pour soutenir la récupération musculaire et la croissance après l'exercice.

5. **Repos et Récupération** : Accordez à votre corps le temps nécessaire pour se reposer et récupérer entre les séances d'entraînement. La récupération est cruciale pour progresser et éviter le surentraînement.

6. **Demandez un Avis Professionnel** : Si vous débutez dans l'exercice ou avez des préoccupations de santé, consultez un professionnel de la remise en forme ou un fournisseur de soins de santé avant de commencer une routine d'exercice dans le cadre du régime PSMF.

CHAPITRE TROIS

Sources de Protéines :

Recette : Salade de Poulet Grillé

Ingrédients :

- 2 blancs de poulet sans peau
- 4 tasses de salades mélangées
- 1 concombre, tranché
- 1 poivron rouge, coupé en fines lamelles
- 1 poivron jaune, coupé en fines lamelles
- 2 cuillères à soupe de vinaigre balsamique
- 2 cuillères à soupe d'huile d'olive
- Sel et poivre, selon le goût

Instructions :

1. **Préparer le Poulet :**

- Préchauffez le gril à feu moyen-élevé.

- Assaisonnez les blancs de poulet avec une pincée de sel et de poivre des deux côtés.

2. **Griller le Poulet :**

- Placez les blancs de poulet sur le gril préchauffé et faites cuire pendant environ 6 à 8 minutes de chaque côté, ou jusqu'à ce que la température interne atteigne 75 °C et que le poulet ne soit plus rose au centre.

- Une fois cuit, retirez le poulet du gril et laissez-le reposer quelques minutes avant de le trancher en fines lamelles.

3. Assembler la Salade :

- Dans un grand bol, mélangez les salades mélangées, le concombre tranché, et les lamelles de poivron rouge et jaune.

4. Préparer la Vinaigrette :

- Dans un petit bol, fouettez ensemble le vinaigre balsamique et l'huile d'olive jusqu'à obtenir un mélange homogène. Assaisonnez avec une pincée de sel et de poivre.

5. Mélanger la Salade :

- Arrosez la vinaigrette sur les ingrédients de la salade dans le grand bol.

- Mélangez délicatement la salade pour enrober les légumes de la vinaigrette.

6. Servir :

- Répartissez le mélange de salade assaisonnée dans des assiettes individuelles ou des bols.

- Ajoutez une portion de blanc de poulet grillé tranché sur chaque portion.

7. Déguster :

- Servez immédiatement et savourez la délicieuse combinaison de saveurs et de textures.

Informations Nutritionnelles (par portion) :

- Calories : Environ 300

- Protéines : Environ 35 g

- Glucides : Environ 15 g

- Lipides : Environ 10 g

- Fibres : Environ 4 g

Notes Supplémentaires :

- Vous pouvez personnaliser cette salade en ajoutant d'autres légumes non féculents tels que des tomates cerises, de l'oignon rouge, ou des carottes râpées.

• Si vous le souhaitez, vous pouvez ajouter une pincée d'herbes fraîches hachées comme le basilic ou le persil pour une saveur supplémentaire.

• Ajustez les quantités de poulet et de vinaigrette en fonction de vos besoins caloriques individuels et de vos objectifs.

• N'hésitez pas à utiliser votre type préféré de vinaigre pour la vinaigrette ou à ajouter une touche de moutarde de Dijon pour un coup de fouet de saveur.

Cette Salade de Poulet Grillé offre une combinaison équilibrée de protéines maigres, de légumes colorés et d'une vinaigrette savoureuse. Elle n'est pas seulement satisfaisante et nutritive, mais aussi un régal pour les yeux. Profitez du voyage pour nourrir votre corps tout en savourant chaque bouchée de ce repas délicieux et sain.

Recette : Médaillons de Dinde aux Herbes

Ingrédients :

• 2 médaillons de poitrine de dinde sans os et sans peau

• 1 cuillère à café de thym séché

• 1 cuillère à café de romarin séché

• 1 cuillère à café de poudre d'ail

• 1 cuillère à café de poudre d'oignon

• Sel et poivre, selon le goût

• 2 tasses de fleurons de brocoli

• 1/2 tasse de yaourt grec nature

Instructions :

1. **Préparer la Dinde :**

• Préchauffez le four à 375°F (190°C).

• Dans un petit bol, mélangez le thym séché, le romarin

séché, la poudre d'ail, la poudre d'oignon, le sel et le poivre pour créer le mélange d'herbes.

2. **Frotter la Dinde :**

• Tamponnez les médaillons de dinde avec du papier absorbant.

• Frottez uniformément le mélange d'herbes des deux côtés de chaque médaillon de dinde.

3. **Cuisiner la Dinde :**

• Chauffez une poêle antiadhésive à feu moyen-élevé. Une fois chaude, ajoutez les médaillons de dinde.

• Faites dorer la dinde pendant environ 2 à 3 minutes de chaque côté pour développer une croûte dorée.

4. **Transférer au Four :**

• Transférez les médaillons de dinde dorés sur une plaque de cuisson recouverte de papier parchemin.

• Placez la plaque de cuisson dans le four préchauffé et faites rôtir pendant environ 15 à 20 minutes, ou jusqu'à ce que la température interne de la dinde atteigne 165°F (75°C).

5. **Cuire à la Vapeur le Brocoli :**

• Pendant la cuisson de la dinde, faites cuire à la vapeur les fleurons de brocoli jusqu'à ce qu'ils soient tendres mais encore croquants. Cela prend généralement environ 4 à 5 minutes.

6. **Servir :**

• Disposez les médaillons de dinde cuits sur un plat de service.

• Servez la dinde aux côtés des fleurons de brocoli cuits

à la vapeur.

7. **Ajouter un Côté de Yaourt Grec :**

• Servez une portion de yaourt grec nature en accompagnement crémeux et riche en protéines avec la dinde et le brocoli.

Informations Nutritionnelles (par portion) :

• Calories : Environ 250

• Protéines : Environ 40 g

• Glucides : Environ 10 g

• Lipides : Environ 4 g

• Fibres : Environ 3 g

Recette : Cabillaud au Citron et au Poivre Piquant

Ingrédients :

• 2 filets de cabillaud (environ 4-6 oz chacun)

• 2 cuillères à café de mélange de poivre citronné

• 1 cuillère à soupe d'huile d'olive

• 4 tasses de feuilles d'épinards frais

• 1 citron, coupé en quartiers

• Sel, selon le goût

Instructions :

1. **Préchauffez le Four :**

• Préchauffez le four à 400°F (200°C).

2. **Assaisonner le Cabillaud :**

• Placez les filets de cabillaud sur une plaque de cuisson recouverte de papier parchemin.

• Saupoudrez uniformément 1 cuillère à café de mélange de poivre citronné sur chaque filet de cabillaud.

3. **Arroser d'Huile d'Olive :**

• Arrosez les filets de cabillaud assaisonnés avec l'huile

d'olive.

4. **Cuire le Cabillaud :**

• Placez la plaque de cuisson avec les filets de cabillaud dans le four préchauffé.

• Faites cuire pendant environ 12 à 15 minutes, ou jusqu'à ce que le cabillaud soit opaque et se défasse facilement à la fourchette.

5. **Sauter les Épinards :**

• Pendant la cuisson du cabillaud, chauffez une poêle à feu moyen.

• Ajoutez les feuilles d'épinards frais à la poêle et faites-les sauter jusqu'à ce qu'elles soient flétries, ce qui devrait prendre environ 2 à 3 minutes.

6. **Servir :**

• Une fois le cabillaud cuit, transférez délicatement les filets sur des assiettes de service.

• Disposez les épinards sautés à côté du cabillaud.

7. **Finir avec du Jus de Citron :**

• Pressez un quartier de citron frais sur chaque filet de cabillaud et les épinards.

8. **Assaisonner avec du Sel :**

• Si désiré, assaisonnez le plat avec une pincée de sel selon le goût.

Informations Nutritionnelles (par portion) :

• Calories : Environ 220

• Protéines : Environ 30 g

• Glucides : Environ 5 g

• Lipides : Environ 8 g

• Fibres : Environ 2 g

Recette : Wraps de Thon Épicé dans des Feuilles de Laitue

Ingrédients :

• 1 boîte (5 oz) de thon en conserve dans l'eau, égoutté

• 1 cuillère à soupe de moutarde de Dijon

• 1 cuillère à café de sauce piquante (ajustez selon le goût)

• Sel et poivre, selon le goût

• 4 grandes feuilles de laitue (comme de la laitue iceberg ou de la laitue à beurre)

Instructions :

1. **Préparer le Mélange de Thon :**

• Dans un bol, mélangez le thon en conserve égoutté, la moutarde de Dijon et la sauce piquante.

• Mélangez bien jusqu'à ce que le thon soit bien enrobé de moutarde et de sauce piquante.

2. **Assaisonner le Thon :**

• Goûtez le mélange de thon et assaisonnez avec une pincée de sel et de poivre, si nécessaire.

3. **Assembler les Wraps de Laitue :**

• Disposez les grandes feuilles de laitue sur une surface propre.

4. **Remplir les Wraps de Laitue :**

• Répartissez équitablement le mélange de thon épicé au centre de chaque feuille.

5. **Envelopper et Déguster :**

• Pliez soigneusement les côtés de chaque feuille de laitue sur le mélange de thon, puis roulez depuis le bas pour créer un wrap soigné.

6. **Servir :**

• Placez les wraps de thon dans des feuilles de laitue sur une assiette de service.

7. **Prêt à Manger :**

• Servez les wraps de laitue immédiatement comme un repas léger et satisfaisant.

Informations Nutritionnelles (par portion) :

• Calories : Environ 120

• Protéines : Environ 20 g

• Glucides : Environ 2 g

• Lipides : Environ 3 g

• Fibres : Environ 1 g

Recette : Sautée de Crevettes à l'Ail et aux Herbes

Ingrédients :

• 1/2 livre de grosses crevettes, pelées et déveinées

• 1 cuillère à soupe d'huile d'olive • 3 gousses d'ail, hachées

• 1 cuillère à café de gingembre frais râpé

• 1 poivron rouge, tranché

• 1 tasse de pointes d'asperges, équeutées et coupées en morceaux

• 1 courgette, tranchée

• 1 cuillère à café d'herbes mélangées séchées (comme l'origan, le thym et le basilic)

• Sel et poivre, selon le goût • Jus de citron frais (en option, pour servir)

• Persil frais haché (pour la garniture)

Instructions :

    1. **Préparer les Crevettes :**

• Tamponnez les crevettes avec du papier absorbant et assaisonnez-les avec une pincée de sel et de poivre.

    2. **Chauffer la Poêle :**

• Chauffez une grande poêle ou un wok à feu moyen-élevé.

3. **Faire Sauter l'Ail et le Gingembre :**

• Ajoutez l'huile d'olive à la poêle chaude.

• Ajoutez l'ail haché et le gingembre râpé, et faites sauter pendant environ 30 secondes jusqu'à ce que cela devienne parfumé.

4. **Ajouter les Légumes :**

• Ajoutez le poivron rouge tranché, les asperges et la courgette à la poêle.

• Faites sauter les légumes pendant environ 3 à 4 minutes jusqu'à ce qu'ils commencent à ramollir.

5. **Cuisiner les Crevettes :**

• Poussez les légumes sur le côté de la poêle et ajoutez les crevettes assaisonnées.

• Cuisez les crevettes pendant environ 2 à 3 minutes de chaque côté jusqu'à ce qu'elles deviennent roses et opaques.

6. **Combiner et Assaisonner :**

• Mélangez les crevettes avec les légumes sautés dans la poêle.

• Saupoudrez les herbes mélangées séchées sur les crevettes et les légumes.

• Assaisonnez le tout avec une pincée de sel et de poivre selon le goût.

7. **Finir et Servir :**

• Pressez un peu de jus de citron frais sur la sautée pour une touche citronnée (en option).

• Garnissez le plat de persil frais haché.

8. **Prêt à Déguster :**

• Servez la Sautée de Crevettes à l'Ail et aux Herbes chaudement, et envisagez de la servir sur un lit de riz de chou-fleur cuit ou seule.

Informations Nutritionnelles (par portion) :

• Calories : Environ 220

• Protéines : Environ 25 g

• Glucides : Environ 10 g

• Lipides : Environ 9 g

• Fibres : Environ 4 g

Recette : Bol Petit-Déjeuner au Fromage Cottage

Ingrédients :

• 1 tasse de fromage cottage faible en gras

• 2 à 3 tranches de dinde maigre (environ 2 oz)

• 1/4 tasse de poivrons coupés en dés (utilisez un mélange de couleurs pour un attrait visuel)

• Pincée de poivre noir

• Persil frais ou ciboulette pour la garniture (en option)

Instructions :

1. **Préparer le Fromage Cottage :**

• À l'aide d'une cuillère, déposez le fromage cottage faible en gras dans un bol de service.

2. **Ajouter la Dinde :**

• Empilez les tranches de dinde et roulez-les ensemble.

• Coupez la dinde roulée en fines lanières (style

julienne). • Dispersez les lanières de dinde sur le fromage cottage.

3. **Saupoudrer avec des Poivrons :**

• Saupoudrez uniformément les poivrons coupés en dés sur la dinde et le fromage cottage.

4. **Assaisonner avec du Poivre Noir :**

• Ajoutez une pincée de poivre noir par-dessus pour un peu plus de saveur.

5. **Garnir (En Option) :**

• Pour une touche de couleur et de fraîcheur supplémentaire, garnissez le Bol Petit-Déjeuner au Fromage Cottage avec une pincée de persil frais haché ou de ciboulette.

6. **Servir :** • Servez votre bol petit-déjeuner immédiatement et appréciez !

Informations Nutritionnelles (par portion) :

• Calories : Environ 250

• Protéines : Environ 25 g

• Glucides : Environ 10 g

• Lipides : Environ 10 g

• Fibres : Environ 1 g

Recette : Filet de Dinde Grillé au Citron et aux Herbes

Ingrédients :

• 2 filets de dinde désossés et sans peau (environ 6-8 oz chacun)

• Zeste et jus d'1 citron

• 2 gousses d'ail, hachées

• 1 cuillère à soupe de romarin frais, finement haché

- 1 cuillère à soupe de feuilles de thym frais, hachées
- 1 cuillère à soupe de persil frais, haché
- 2 cuillères à soupe d'huile d'olive
- Sel et poivre, selon le goût
- Quartiers de citron pour la garniture (en option)
- Herbes fraîches pour la garniture (en option)

Instructions :

1. **Préparer la Marinade :**

- Dans un bol, mélangez le zeste de citron, le jus de citron, l'ail haché, le romarin haché, le thym, le persil et l'huile d'olive. Bien mélanger pour créer la marinade.

2. **Mariner la Dinde :**

- Placez les filets de dinde dans un sac en plastique refermable ou dans un plat peu profond.

- Versez la marinade sur la dinde, en vous assurant qu'elle soit bien enrobée. Refermez le sac ou couvrez le plat de film plastique.

- Réfrigérez la dinde et laissez-la mariner pendant au moins 30 minutes, ou pour une saveur encore meilleure, marinez jusqu'à 4 heures au réfrigérateur. Retournez la dinde de temps en temps pour répartir uniformément la marinade.

3. **Préchauffer le Grill :**

- Préchauffez votre grill à feu moyen-élevé (environ 375-400°F ou 190-200°C).

4. **Griller la Dinde :**

- Retirez les filets de dinde de la marinade, laissant l'excès de marinade s'égoutter.

- Assaisonnez les filets de dinde avec une pincée de sel

et de poivre des deux côtés.

• Placez la dinde sur le grill préchauffé et faites cuire pendant environ 4 à 5 minutes de chaque côté, ou jusqu'à ce que la température interne atteigne 165°F (75°C) et que la dinde ne soit plus rose au centre. Le temps de cuisson exact peut varier en fonction de l'épaisseur des filets, utilisez donc un thermomètre à viande pour vous assurer qu'ils sont cuits à la perfection.

5. **Repos et Service :**

• Une fois cuite, retirez la dinde du grill et laissez-la reposer quelques minutes. Cela permet aux jus de se redistribuer et garantit un résultat juteux.

6. **Garniture et Service :**

• Coupez les filets de dinde grillée en tranches fines.

• En option, garnissez de quartiers de citron et d'herbes fraîches avant de servir.

Informations Nutritionnelles (par portion) :

• Calories : Environ 250

• Protéines : Environ 40 g

• Glucides : Environ 3 g

• Lipides : Environ 8 g

• Fibres : Environ 1 g

Recette : Salade de Saumon et Avocat

Ingrédients :

Pour le Saumon :

• 2 filets de saumon (environ 4-6 oz chacun)

• 1 cuillère à café d'huile d'olive

- Sel et poivre noir, selon le goût
- Quartiers de citron pour la garniture (en option)

Pour la Salade :

- 4 tasses de mélange de salades (par exemple, épinards, roquette, laitue)
- 1 avocat mûr, coupé en dés
- Poivre noir fraîchement moulu, selon le goût

Pour la Vinaigrette (En Option) :

- 2 cuillères à soupe d'huile d'olive extra vierge
- 1 cuillère à soupe de jus de citron frais
- 1 cuillère à café de moutarde de Dijon
- Sel et poivre, selon le goût

Instructions :

1. **Préchauffer le Four :**

- Préchauffez votre four à 375°F (190°C).

2. **Préparer le Saumon :**

- Placez les filets de saumon sur une plaque de cuisson recouverte de papier parchemin.
- Arrosez le saumon d'huile d'olive et assaisonnez des deux côtés avec du sel et du poivre noir.

3. **Cuire le Saumon :**

- Cuisez le saumon dans le four préchauffé pendant environ 12 à 15 minutes, ou jusqu'à ce que le saumon s'effiloche facilement à la fourchette et soit cuit à votre niveau de cuisson préféré.

4. **Assembler la Salade :**

• Pendant la cuisson du saumon, disposez le mélange de salades sur des assiettes de service.

5. **Couper l'Avocat :**

• Coupez l'avocat mûr en deux, retirez le noyau et coupez la chair de l'avocat en dés.

6. **Préparer la Vinaigrette (En Option) :**

• Dans un petit bol, mélangez l'huile d'olive extra vierge, le jus de citron frais, la moutarde de Dijon et une pincée de sel et de poivre pour créer une vinaigrette simple.

7. **Finir et Servir :**

• Une fois le saumon cuit, placez délicatement un filet de saumon sur chaque lit de salades. • Parsemez l'avocat coupé sur le saumon et la salade.

8. **Arroser de Vinaigrette (En Option) :**

• Si désiré, arrosez la vinaigrette sur la salade, le saumon et l'avocat.

9. **Assaisonner de Poivre Noir :**

• Terminez le plat avec une pincée de poivre noir fraîchement moulu.

10. **Garnir (En Option) :**

• En option, garnissez la salade de quartiers de citron pour une touche supplémentaire d'agrumes.

Informations Nutritionnelles (par portion, sans vinaigrette) :

• Calories : Environ 350

• Protéines : Environ 30 g

• Glucides : Environ 10 g

- Lipides : Environ 22 g
- Fibres : Environ 7 g

Recette : Omelette Savoureuse aux Blancs d'Œufs

Ingrédients :

Pour l'Omelette :

- 4 blancs d'œufs
- 1 tasse de feuilles d'épinards fraîches, hachées
- 1/4 tasse de tomates coupées en dés (pépins retirés)
- 2 cuillères à soupe de fromage allégé (comme de la mozzarella ou du cheddar)
- Sel et poivre, selon le goût
- Spray de cuisson ou une petite quantité d'huile d'olive pour la poêle

Instructions :

1. **Préparer les Blancs d'Œufs :**

- Dans un bol, fouettez les blancs d'œufs jusqu'à ce qu'ils deviennent mousseux. Assaisonnez avec une pincée de sel et de poivre noir.

2. **Sauter les Épinards :**

- Chauffez une poêle antiadhésive à feu moyen-élevé.
- Vaporisez la poêle avec du spray de cuisson ou ajoutez une petite quantité d'huile d'olive.
- Ajoutez les épinards hachés à la poêle et faites-les sauter pendant environ 1 à 2 minutes jusqu'à ce qu'ils flétrissent.

3. **Ajouter les Tomates :**

- Ajoutez les tomates coupées en dés aux épinards sautés dans la poêle.
- Continuez à cuire pendant 1 à 2 minutes

supplémentaires, permettant à l'excès d'humidité des tomates de s'évaporer.

4. **Verser les Blancs d'Œufs :**

• Versez les blancs d'œufs mousseux uniformément sur les épinards sautés et les tomates dans la poêle.

5. **Cuisiner l'Omelette :**

• Cuisez l'omelette pendant 2 à 3 minutes sans remuer, laissant les bords prendre.

6. **Ajouter le Fromage :**

• Saupoudrez le fromage allégé uniformément sur une moitié de l'omelette.

7. **Plier et Servir :**

• À l'aide d'une spatule, pliez soigneusement l'autre moitié de l'omelette sur la moitié recouverte de fromage, créant une forme de demi-lune.

8. **Terminer la Cuisson :**

• Continuez à cuire pendant 1 à 2 minutes supplémentaires jusqu'à ce que l'omelette soit cuite et que le fromage soit fondu.

9. **Glisser sur une Assiette :**

• Glissez l'omelette sur une assiette et garnissez-la d'une pincée de poivre noir.

10. **Servir Chaud :**

• Servez votre Omelette Savoureuse aux Blancs d'Œufs chaudement et appréciez !

Informations Nutritionnelles (par portion) :

• Calories : Environ 120

• Protéines : Environ 20 g

- Glucides : Environ 5 g
- Lipides : Environ 2 g
- Fibres : Environ 1 g

Recette : Noix de Saint-Jacques Saisies au Beurre à l'Ail

Ingrédients :

Pour les Noix de Saint-Jacques :

- 12 grosses noix de Saint-Jacques, bien asséchées
- 2 cuillères à soupe de beurre non salé
- 2 gousses d'ail, hachées
- Sel et poivre noir, selon le goût
- Quartiers de citron pour la garniture (en option)

Pour les Asperges :

- 1 botte de pointes d'asperges, équeutées
- Huile d'olive pour arroser
- Sel et poivre noir, selon le goût

Instructions :

1. **Préparer les Asperges :**

- Préchauffez votre four à 400°F (200°C).

- Placez les pointes d'asperges équeutées sur une plaque de cuisson.

- Arrosez les asperges d'huile d'olive et assaisonnez avec une pincée de sel et de poivre noir. Remuez pour bien enrober.

2. **Rôtir les Asperges :**

- Faites rôtir les asperges dans le four préchauffé pendant environ 10 à 12 minutes, ou jusqu'à ce qu'elles soient tendres tout en restant croquantes. Le temps exact peut varier en fonction de l'épaisseur des pointes d'asperges.

3. **Saisir les Noix de Saint-Jacques :**

• Pendant que les asperges rôtissent, chauffez une poêle à feu moyen-élevé.

• Ajoutez le beurre à la poêle et laissez-le fondre et mousser.

• Ajoutez l'ail haché et faites-le cuire pendant environ 30 secondes jusqu'à ce qu'il soit parfumé.

4. **Saisir les Noix de Saint-Jacques :**

• Assaisonnez des deux côtés les noix de Saint-Jacques avec une pincée de sel et de poivre noir.

• Placez les noix de Saint-Jacques dans la poêle, en veillant à ne pas surcharger la poêle. Saisissez-les pendant environ 2 à 3 minutes de chaque côté, ou jusqu'à ce qu'elles développent une croûte dorée et soient opaques au centre.

5. **Servir :**

• Une fois les asperges rôties et les noix de Saint-Jacques saisies à la perfection, disposez-les sur des assiettes de service.

6. **Garniture (En Option) :**

• Facultativement, garnissez le plat de quartiers de citron pour une explosion supplémentaire de saveur d'agrumes.

7. **Prêt à Déguster :**

• Servez vos Noix de Saint-Jacques Saisies au Beurre à l'Ail aux côtés des asperges rôties pour un repas délicieux et élégant.

Informations Nutritionnelles (par portion) :

• Calories : Environ 250

• Protéines : Environ 30 g

• Glucides : Environ 6 g

• Lipides : Environ 12 g

• Fibres : Environ 3 g

Recette : Parfait au Yaourt Grec et aux Baies

Ingrédients :

• 1 tasse de yaourt grec nature (sans gras ou faible en gras)

• 1 tasse de baies mélangées (par exemple, fraises, myrtilles, framboises)

• 1 cuillère à soupe de miel (facultatif, pour arroser)

• 2 cuillères à soupe de granola (facultatif, pour le croquant)

Instructions :

1. **Préparer les Baies :**

• Si vous utilisez des fraises, coupez-les en morceaux de taille bite.

• Dans un bol, mélangez délicatement les baies ensemble. Vous pouvez également les laisser entières pour un parfait visuellement attrayant.

2. **Superposer le Parfait :**

• Prenez un verre transparent ou un plat à parfait.

• Commencez par déposer une couche de yaourt grec au fond du verre, environ 1/4 de tasse.

3. **Ajouter une Couche de Baies :**

• Ajoutez une portion de baies mélangées sur le yaourt,

créant une couche colorée.

4. Répéter les Couches :

• Répétez le processus en ajoutant une autre couche de yaourt, puis une autre couche de baies. Continuez jusqu'à ce que vous ayez utilisé tout le yaourt et les baies.

5. Arroser de Miel (En Option) :

• Si désiré, arrosez de miel sur le dessus du parfait pour une touche de douceur.

6. Saupoudrer de Granola (En Option) :

• Pour plus de texture et de croquant, saupoudrez du granola sur le dessus du parfait.

7. Servir Frais :

• Servez votre Parfait au Yaourt Grec et aux Baies immédiatement en tant que petit-déjeuner ou collation protéinée et rafraîchissante.

Informations Nutritionnelles (par portion, sans miel et granola) :

• Calories : Environ 150

• Protéines : Environ 15 g

• Glucides : Environ 20 g

• Lipides : Environ 0 g

• Fibres : Environ 4 g

Recette : Sauté de Bœuf Maigre

Ingrédients :

Pour le Sautée :

- 450 g de bœuf maigre (comme du bifteck de surlonge ou de flanchet), coupé en fines lanières
- 2 tasses de fleurettes de brocoli
- 1 poivron rouge, coupé en fines lanières
- 1 poivron jaune, coupé en fines lanières
- 2 gousses d'ail, hachées
- 1 cuillère à soupe de sauce soja faible en sodium
- 1 cuillère à soupe d'huile d'olive
- Sel et poivre selon le goût

Pour la Sauce du Sautée (Facultatif) :

- 2 cuillères à soupe de sauce soja faible en sodium
- 1 cuillère à soupe de vinaigre de riz
- 1 cuillère à café de miel ou de sirop d'érable
- 1 cuillère à café de fécule de maïs (pour épaissir)

Instructions :

1. **Préparer la Sauce du Sautée (Facultatif) :**

- Dans un petit bol, fouettez ensemble la sauce soja, le vinaigre de riz, le miel ou le sirop d'érable et la fécule de maïs jusqu'à ce que le mélange soit bien homogène. Mettez de côté.

2. **Chauffer le Wok ou la Poêle :**

- Chauffez un wok ou une grande poêle à feu vif.

3. **Saisir le Bœuf :**

- Ajoutez l'huile d'olive au wok ou à la poêle chaude.

- Saisissez rapidement les lanières de bœuf pour environ 2-3 minutes, ou jusqu'à ce qu'elles brunissent à l'extérieur. Retirez le bœuf du wok et mettez-le de côté.

4. **Sauter l'Ail et les Légumes :**

• Dans le même wok ou poêle, ajoutez l'ail haché, les fleurettes de brocoli et les lanières de poivrons.

• Faites sauter pendant environ 4-5 minutes, ou jusqu'à ce que les légumes commencent à ramollir et deviennent légèrement tendres.

5. **Réintégrer le Bœuf :**

• Remettez le bœuf saisi dans le wok avec les légumes sautés.

6. **Verser la Sauce Soja :**

• Arrosez la sauce soja faible en sodium sur le bœuf et les légumes. Si vous utilisez la sauce du sauté, ajoutez-la à ce moment-là.

7. **Sauter et Finir :**

• Continuez à faire sauter les ingrédients ensemble pendant encore 2-3 minutes, ou jusqu'à ce que tout soit bien réchauffé et que le bœuf soit cuit à votre niveau de cuisson souhaité. Le bœuf doit être légèrement rosé au centre pour une cuisson à point.

8. **Assaisonner et Servir :**

• Goûtez et ajustez l'assaisonnement avec du sel et du poivre si nécessaire.

9. **Servir Chaud :**

• Servez votre Sauté de Bœuf Maigre immédiatement en tant que repas délicieux et nutritif.

Informations Nutritionnelles (par portion, sans sauce facultative) :

• Calories : Environ 300

• Protéines : Environ 30 g

• Glucides : Environ 12 g

• Lipides : Environ 14 g

• Fibres : Environ 4 g

Recette : Wraps à la Dinde et aux Légumes

Ingrédients :

Pour la Garniture :

• 450 g de dinde hachée maigre

• 1 cuillère à soupe d'huile d'olive

• 1/2 tasse de carottes coupées en dés

• 1/2 tasse de céleri coupé en dés

• 1/2 tasse de poivrons coupés en dés (utilisez un mélange de couleurs)

• 2 gousses d'ail, hachées

• 1 cuillère à soupe de sauce soja faible en sodium

• 1 cuillère à café de gingembre moulu

• Sel et poivre selon le goût

Pour l'Enveloppement :

• 12 grandes feuilles de laitue (comme la laitue iceberg ou la laitue beurre)

• Garnitures facultatives : coriandre fraîche hachée, oignons verts hachés, sauce sriracha

Instructions :

1. **Sauter la Dinde :**

• Chauffez une grande poêle ou un wok à feu moyen-élevé.

• Ajoutez l'huile d'olive et la dinde hachée à la poêle.

• Faites cuire et émiettez la dinde pendant environ 5-7 minutes jusqu'à ce qu'elle ne soit plus rose et commence à brunir.

2. **Ajouter les Légumes :**

• Ajoutez les carottes, le céleri et les poivrons coupés en dés à la poêle avec la dinde.

• Faites sauter pendant 5-7 minutes supplémentaires, ou jusqu'à ce que les légumes deviennent tendres.

3. **Assaisonner la Garniture :**

• Incorporer l'ail haché, la sauce soja faible en sodium et le gingembre moulu.

• Assaisonnez le mélange avec du sel et du poivre selon le goût.

4. **Préparer les Wraps de Laitue :**

• Séparez soigneusement et lavez les grandes feuilles de laitue. Séchez-les avec du papier absorbant.

5. **Assembler et Servir :**

• Spoon une portion du mélange de dinde et de légumes dans chaque feuille de laitue.

• En option, garnissez les wraps de coriandre fraîche hachée, d'oignons verts hachés et d'un filet de sauce sriracha pour plus de saveur et de piquant.

6. **Prêt à Déguster :**

• Servez vos Wraps à la Dinde et aux Légumes immédiatement en tant que repas nutritif et faible en glucides.

Informations Nutritionnelles (par portion, sans garnitures facultatives) :

• Calories : Environ 150

• Protéines : Environ 20 g

- Glucides : Environ 4 g
- Lipides : Environ 7 g
- Fibres : Environ 1 g

Recette : Cabillaud au Four avec Salsa de Tomates

Ingrédients :

Pour le Cabillaud :

- 4 filets de cabillaud (environ 170-225 g chacun)
- 1 cuillère à soupe d'huile d'olive
- Sel et poivre noir selon le goût
- Quartiers de citron pour la garniture (en option)

Pour la Salsa de Tomates :

- 2 tasses de tomates coupées en dés (fraîches ou en conserve)
- 1/2 tasse d'oignon rouge coupé en dés
- 1/4 tasse de coriandre fraîche, hachée
- 1 cuillère à soupe de jus de lime frais
- Sel et poivre noir selon le goût

Instructions :

1. **Préchauffer le Four :**

- Préchauffez votre four à 375°F (190°C).

2. **Préparer le Cabillaud :**

- Placez les filets de cabillaud sur une plaque de cuisson recouverte de papier parchemin.

- Arrosez les filets de cabillaud d'huile d'olive, et assaisonnez des deux côtés avec une pincée de sel et de poivre noir.

3. **Cuire le Cabillaud :**

• Cuisez le cabillaud dans le four préchauffé pendant environ 12 à 15 minutes, ou jusqu'à ce que le cabillaud s'effiloche facilement à la fourchette et soit cuit selon votre niveau de cuisson souhaité.

4. **Préparer la Salsa de Tomates :**

• Dans un bol, combinez les tomates coupées en dés, l'oignon rouge coupé en dés, la coriandre fraîche hachée et le jus de lime frais.

• Assaisonnez la salsa avec du sel et du poivre noir selon le goût.

• Mélangez doucement les ingrédients pour bien les mélanger.

5. **Servir :**

• Une fois le cabillaud cuit, retirez-le du four et laissez-le reposer pendant une minute ou deux.

6. **Ajouter la Salsa de Tomates :**

• Spoon généreusement la salsa de tomates sur les filets de cabillaud cuits.

7. **Garniture (En Option) :**

• Facultativement, garnissez le plat de quartiers de citron pour une touche supplémentaire d'agrume.

8. **Prêt à Déguster :**

• Servez votre Cabillaud au Four avec Salsa de Tomates immédiatement en tant que repas savoureux et nutritif.

Informations Nutritionnelles (par portion, sans garnitures facultatives) :

• Calories : Environ 200

• Protéines : Environ 30 g

- Glucides : Environ 10 g
- Lipides : Environ 4 g
- Fibres : Environ 2 g

Recette : Tenders de Poulet Croustillants

Ingrédients :

Pour les Tenders de Poulet :

- 450 g de tenders de poulet (ou de poitrines de poulet désossées et sans peau coupées en lanières)
- 2 tasses de galettes de riz nature, écrasées en miettes fines
- 1 cuillère à café de thym séché
- 1 cuillère à café d'origan séché
- 1 cuillère à café de poudre d'ail
- 1/2 cuillère à café de paprika
- Sel et poivre noir selon le goût
- Spray de cuisson ou huile d'olive pour enduire

Pour la Trempette (Facultatif) :

- Votre choix de sauces légères ou sans matières grasses, telles que la ranch à base de yaourt grec ou la moutarde au miel.

Instructions :

1. **Préchauffer le Four :**

• Préchauffez votre four à 375°F (190°C).

2. **Préparer le Mélange Panure :**

• Dans un robot culinaire ou en plaçant les galettes de riz dans un sac en plastique et en utilisant un rouleau à pâtisserie, écrasez les galettes de riz en miettes fines.

3. **Assaisonner les Miettes :**

• Dans un bol, mélangez les galettes de riz écrasées avec le thym séché, l'origan séché, la poudre d'ail, le paprika, le sel et le poivre noir. Mélangez bien pour créer le mélange de panure.

4. **Paner les Tenders de Poulet :**

• Trempez chaque tender de poulet dans le mélange de panure, en vous assurant qu'il est bien enrobé. Pressez les miettes sur le poulet pour les faire adhérer.

5. **Disposer sur une Plaque de Cuisson :**

• Placez les tenders de poulet panés sur une plaque de cuisson recouverte de papier parchemin.

6. **Enduire de Spray de Cuisson :**

• Vaporisez légèrement le dessus des tenders de poulet avec du spray de cuisson ou badigeonnez-les d'une petite quantité d'huile d'olive. Cela les aide à devenir croustillants lors de la cuisson.

7. **Cuire les Tenders :**

• Faites cuire au four préchauffé pendant environ 20 à 25 minutes, ou jusqu'à ce que les tenders de poulet soient dorés et bien cuits, avec une température interne de 165°F (75°C).

8. **Servir Chaud :**

• Servez vos Tenders de Poulet Croustillants chauds en tant que collation délicieuse et croquante ou plat principal.

9. **Sauces de Trempage en Option :**

• Si désiré, servez avec des sauces légères ou sans matières grasses telles que la ranch à base de yaourt grec ou la moutarde au miel.

Informations Nutritionnelles (par portion, sans sauce de trempage) :

• Calories : Environ 180

• Protéines : Environ 30 g

• Glucides : Environ 10 g

• Lipides : Environ 2 g

• Fibres : Environ 1 g

Recette : Salade de Concombre et Crabe

Ingrédients :

• 1 tasse de chair de crabe imitation, émiettée

• 1 concombre, pelé, épépiné et coupé en dés

• 2 cuillères à soupe d'aneth frais, haché

• 1/4 tasse de fromage cottage faible en matières grasses

• Sel et poivre noir selon le goût

• Quartiers de citron pour la garniture (facultatif)

Instructions :

1. **Préparer le Crabe Imitation :**

• Si vous utilisez des bâtonnets de crabe imitation, émiettez-les en morceaux de bouchées avec vos doigts.

2. **Couper le Concombre :**

• Pelez le concombre et coupez-le en deux dans le sens de la longueur. • Utilisez une cuillère pour enlever les graines des moitiés de concombre.

• Coupez le concombre en petits morceaux.

3. Mélanger la Salade :

• Dans un bol, mélangez la chair émiettée de crabe imitation, le concombre coupé en dés et l'aneth frais haché.

4. Ajouter le Fromage Cottage :

• Ajoutez le fromage cottage faible en matières grasses au bol avec le crabe, le concombre et l'aneth.

5. Assaisonner la Salade :

• Assaisonnez la salade avec une pincée de sel et de poivre noir selon le goût.

6. Mélanger et Refroidir :

• Mélangez doucement tous les ingrédients jusqu'à ce qu'ils soient bien combines.

• Réfrigérez la salade pendant environ 15 à 20 minutes pour la refroidir et permettre aux saveurs de se mélanger.

7. Garnir (Facultatif) :

• Facultativement, garnissez la salade de quartiers de citron pour une explosion supplémentaire de saveur d'agrumes.

8. Prête à Servir :

• Servez votre Salade de Concombre et Crabe en tant que plat rafraîchissant et riche en protéines.

Informations Nutritionnelles (par portion) :

• Calories : Environ 150

• Protéines : Environ 15 g

• Glucides : Environ 10 g

- Lipides : Environ 4 g
- Fibres : Environ 2 g

Recette : Salade de Thon Méditerranéenne

Ingrédients :

- 2 boîtes (5 onces chacune) de thon en conserve dans l'eau, égoutté
- 1 concombre, coupé en dés
- 1/2 tasse d'olives Kalamata, dénoyautées et tranchées
- 1/4 tasse d'oignon rouge, finement haché
- 2 cuillères à soupe d'huile d'olive extra vierge
- Jus d'un citron
- Sel et poivre noir selon le goût
- Persil frais, haché, pour la garniture (facultatif)

Instructions :

1. **Préparer le Thon :**

- Égouttez le thon en conserve et émiettez-le dans un grand bol à mélanger à l'aide d'une fourchette.

2. **Couper le Concombre :**

- Coupez le concombre en petits morceaux et ajoutez-le au bol avec le thon.

3. **Ajouter les Olives :**

- Tranchez les olives Kalamata et ajoutez-les au bol avec le thon et le concombre.

4. **Incorporer l'Oignon Rouge :**

- Hachez finement l'oignon rouge et ajoutez-le aux autres ingrédients dans le bol.

5. **Assaisonner la Salade :**

- Arrosez d'huile d'olive extra vierge et du jus d'un

citron sur la salade.

6. **Assaisonner et Mélanger :**

• Assaisonnez la salade avec du sel et du poivre noir selon le goût.

• Mélangez délicatement tous les ingrédients jusqu'à ce qu'ils soient bien combinés.

7. **Garnir (Facultatif) :**

• Facultativement, garnissez la salade de persil frais haché pour plus de fraîcheur et de couleur.

8. **Refroidir et Servir :**

• Réfrigérez la Salade de Thon Méditerranéenne pendant environ 15 à 20 minutes avant de la servir pour permettre aux saveurs de se mélanger.

9. **Prête à Déguster :**

• Servez votre Salade de Thon Méditerranéenne en tant que plat savoureux et riche en protéines.

Informations Nutritionnelles (par portion) :

• Calories : Environ 220

• Protéines : Environ 20 g

• Glucides : Environ 5 g

• Lipides : Environ 14 g

• Fibres : Environ 2 g

Recette : Smoothie Riche en Protéines

Ingrédients :

• 1 tasse de lait d'amande non sucré

• 1 dose de poudre de protéines à la vanille (environ 20-25 g de protéines)

- 1 tasse de feuilles d'épinards fraîches (ou épinards surgelés)
- Une petite poignée de baies mélangées (par exemple, fraises, myrtilles, framboises) · Glaçons (facultatif, pour l'épaisseur)
- Édulcorant (facultatif, selon le goût)

Instructions :

1. **Rassemblez vos Ingrédients :**

- Assurez-vous d'avoir tous les ingrédients prêts.

2. **Ajoutez le Lait d'Amande :**

- Versez le lait d'amande non sucré dans un blender.

3. **Ajoutez la Poudre de Protéines :**

- Ajoutez la poudre de protéines à la vanille. Vous pouvez ajuster la quantité en fonction de vos besoins en protéines et de la teneur en protéines spécifique de votre poudre.

4. **Ajoutez les Épinards :**

- Ajoutez les feuilles d'épinards fraîches au blender. Si vous utilisez des épinards surgelés, assurez-vous qu'ils sont décongelés.

5. **Ajoutez les Baies :**

- Ajoutez la petite poignée de baies mélangées. Vous pouvez utiliser des baies fraîches ou surgelées, selon vos préférences.

6. **Glaçons (Facultatif) :**

- Si vous préférez un smoothie plus épais, vous pouvez ajouter quelques glaçons au blender.

7. **Édulcorant (Facultatif) :**

• Si vous désirez plus de douceur, vous pouvez ajouter un édulcorant naturel comme du miel, du sirop d'agave, ou quelques gouttes de stévia liquide. Goûtez et ajustez selon vos préférences.

8. **Mélangez Jusqu'à Obtention d'une Consistance Lisse :**

• Fixez le couvercle du blender et mélangez tous les ingrédients jusqu'à obtention d'une consistance lisse et homogène. Vous devrez peut-être vous arrêter et racler les côtés du blender avec une spatule pour vous assurer que tout est bien mélangé.

9. **Goûtez et Ajustez :**

• Goûtez le smoothie et ajustez la douceur ou l'épaisseur en ajoutant plus d'édulcorant, de lait d'amande ou de glaçons si nécessaire.

10. **Servez Frais :**

• Versez votre Smoothie Riche en Protéines dans un verre et dégustez-le immédiatement en tant que collation nutritive et satisfaisante ou en remplacement de repas.

Informations Nutritionnelles (approximatives) :

• Calories : Environ 250-300 (varie en fonction de la poudre de protéines et de l'édulcorant)

• Protéines : Environ 20-25g

• Glucides : Environ 15-20g

• Lipides : Environ 5-8g

• Fibres : Environ 4-6g

Recette : Choux de Bruxelles et Chou-Fleur Rôtis

Ingrédients :

• 1 livre de choux de Bruxelles, parés et coupés en deux

• 1 petit chou-fleur, coupé en fleurettes

• 2 cuillères à soupe d'huile d'olive

• 2 gousses d'ail, hachées

• 1 cuillère à café de thym séché

• 1 cuillère à café de romarin séché

• Sel et poivre noir selon le goût

• Persil frais, haché, pour la garniture (facultatif)

• Quartiers de citron pour la garniture (facultatif)

Instructions :

1. **Préchauffez le Four :**

• Préchauffez votre four à 425°F (220°C).

2. **Préparez les Légumes :**

• Parez les choux de Bruxelles et coupez-les en deux.

• Coupez le chou-fleur en fleurettes de taille égale.

3. **Mélangez avec de l'Huile d'Olive et des Assaisonnements :**

• Dans un grand saladier, mélangez les choux de Bruxelles, les fleurettes de chou-fleur, l'ail haché, le thym séché, le romarin séché, l'huile d'olive, le sel et le poivre noir. Mélangez bien pour que les légumes soient uniformément enrobés des assaisonnements et de l'huile.

4. **Disposez sur une Plaque de Cuisson :**

• Étalez les choux de Bruxelles et le chou-fleur assaisonnés uniformément sur une plaque de cuisson recouverte de papier parchemin. Assurez-vous qu'ils sont en une seule couche pour une cuisson uniforme.

5. **Rôtissez au Four :**

• Placez la plaque de cuisson dans le four préchauffé et faites rôtir pendant environ 25 à 30 minutes ou jusqu'à ce que les légumes soient tendres et dorés, en remuant une ou deux fois pendant la cuisson pour une torréfaction uniforme.

6. **Garnissez (Facultatif) :**

• Facultativement, garnissez les légumes rôtis de persil frais haché et servez avec des quartiers de citron pour une explosion de saveur supplémentaire.

7. **Servez Chaud :**

• Servez vos Choux de Bruxelles et Chou-Fleur Rôtis en tant qu'accompagnement savoureux et nutritif.

Informations Nutritionnelles (par portion) :

• Calories : Environ 100

• Protéines : Environ 5g

• Glucides : Environ 12g

• Lipides : Environ 5g

• Fibres : Environ 5g

Recette : Nouilles de Courgettes au Pesto

Ingrédients :

Pour le Pesto :

• 2 tasses de feuilles de basilic frais, tassées

• 1/2 tasse de fromage Parmesan râpé

• 1/2 tasse d'huile d'olive extra vierge

• 1/4 tasse de pignons de pin (ou de noix, si préféré)

• 2 gousses d'ail, hachées

• Jus d'un citron

• Sel et poivre noir selon le goût

Pour les Nouilles de Courgettes :

• 4 courgettes moyennes, spiralées en nouilles

• 1 tasse de tomates cerises, coupées en deux

• 2 cuillères à soupe d'huile d'olive extra vierge

• Sel et poivre noir selon le goût

• Feuilles de basilic frais, pour la garniture (facultatif)

• Fromage Parmesan râpé, pour la garniture (facultatif)

Instructions :

1. **Préparez le Pesto :**

• Dans un robot culinaire, combinez les feuilles de basilic frais, le fromage Parmesan râpé, les pignons de pin (ou les noix), l'ail haché et le jus de citron.

• Pulsez jusqu'à ce que les ingrédients soient bien mélangés.

2. **Ajoutez l'Huile d'Olive en Filet :**

• Tout en laissant le robot culinaire en marche, versez lentement l'huile d'olive extra vierge jusqu'à ce que le pesto atteigne la consistance désirée.

• Assaisonnez le pesto avec du sel et du poivre noir selon le goût. Mettez de côté.

3. **Préparez les Nouilles de Courgettes :**

• Spiralisez les courgettes en nouilles à l'aide d'un spiraliseur ou d'un éplucheur julienne.

4. **Sauté des Nouilles :**

• Dans une grande poêle, chauffez 2 cuillères à soupe d'huile d'olive extra vierge à feu moyen-élevé.

• Ajoutez les nouilles de courgettes spiralées à la poêle

et faites sauter pendant 2 à 3 minutes, ou jusqu'à ce qu'elles commencent à ramollir. Faites attention à ne pas trop cuire ; les nouilles de courgettes doivent être légèrement tendres mais encore un peu croquantes.

5. Mélangez avec le Pesto :

• Réduisez le feu à bas et ajoutez la sauce pesto maison à la poêle avec les nouilles de courgettes.

• Mélangez les nouilles jusqu'à ce qu'elles soient uniformément enrobées de pesto.

6. Ajoutez les Tomates Cerises :

• Incorporez délicatement les tomates cerises coupées en deux, les réchauffant sans les faire cuire complètement. Vous voulez qu'elles restent légèrement fermes.

7. Assaisonnez et Garnissez :

• Assaisonnez les nouilles de courgettes avec du sel et du poivre noir selon le goût.

• Facultativement, garnissez de feuilles de basilic frais et de fromage Parmesan râpé.

8. Servez Chaud :

• Servez vos Nouilles de Courgettes au Pesto immédiatement en tant que plat savoureux et faible en glucides.

Informations Nutritionnelles (par portion, sans les garnitures facultatives) :

• Calories : Environ 250

• Protéines : Environ 6g

• Glucides : Environ 8g

• Lipides : Environ 23g

• Fibres : Environ 3g

Recette : Salade Croquante de Romaine

Ingrédients :

Pour la Salade :

• 1 tête de laitue romaine, lavée et hachée

• 2 tasses de blancs de poulet cuits, effilochés

• 1 concombre, coupé en dés

Pour la Vinaigrette au Vinaigre :

• 2 cuillères à soupe d'huile d'olive extra vierge

• 2 cuillères à soupe de vinaigre de vin rouge

• 1 gousse d'ail, hachée

• 1 cuillère à café de moutarde de Dijon

• Sel et poivre noir selon le goût

Instructions :

1. **Préparez la Salade :**

• Lavez soigneusement la laitue romaine et hachez-la en morceaux de taille moyenne.

• Coupez le concombre en dés. • Effilochez le poulet cuit.

2. **Préparez la Vinaigrette au Vinaigre :**

• Dans un petit bol, fouettez ensemble l'huile d'olive extra vierge, le vinaigre de vin rouge, l'ail haché, la moutarde de Dijon, le sel et le poivre noir jusqu'à ce que la vinaigrette soit bien mélangée. Goûtez et ajustez l'assaisonnement au besoin.

3. **Mélangez la Salade :**

• Dans un grand saladier, mélangez la laitue romaine hachée, les morceaux de poulet effilochés et les dés de concombre.

    4. **Assaisonnez avec la Vinaigrette :**

• Arrosez la vinaigrette sur les ingrédients de la salade.

    5. **Mélangez et Servez :**

• Mélangez délicatement la salade jusqu'à ce que les ingrédients soient uniformément enrobés de vinaigrette.

    6. **Prête à Déguster :**

• Servez votre Salade Croquante de Romaine immédiatement en tant que repas léger et satisfaisant.

Informations Nutritionnelles (par portion) :

• Calories : Environ 250

• Protéines : Environ 25g

• Glucides : Environ 7g

• Lipides : Environ 14g

• Fibres : Environ 3g

Recette : Haricots Verts et Poivrons Sautés

Ingrédients :

• 2 tasses de haricots verts frais, lavés et équeutés

• 2 poivrons (de n'importe quelle couleur), coupés en fines tranches

• 2 gousses d'ail, hachées

• 2 cuillères à soupe de sauce soja à faible teneur en sodium

• 1 cuillère à soupe d'huile végétale (comme l'huile de colza ou d'arachide)

• Flocons de piment rouge (facultatif, pour le piquant)

• Graines de sésame, pour la garniture (facultatif) • Oignons verts émincés, pour la garniture (facultatif)

Instructions :

1. **Préparez les Légumes :**

• Lavez et équeutez les haricots verts, et coupez les poivrons en fines tranches. Hachez les gousses d'ail.

2. **Chauffez l'Huile :**

• Dans un grand poêlon ou un wok, chauffez l'huile végétale à feu moyen-élevé.

3. **Faites Sauter l'Ail :**

• Ajoutez l'ail haché dans l'huile chaude et faites sauter pendant environ 30 secondes, ou jusqu'à ce qu'il dégage son parfum. Faites attention à ne pas le brûler.

4. **Ajoutez les Haricots Verts :**

• Ajoutez les haricots verts dans le poêlon et faites-les sauter pendant environ 3 à 4 minutes, ou jusqu'à ce qu'ils commencent à devenir tendres mais restent croquants.

5. **Ajoutez les Poivrons :**

• Ajoutez les tranches de poivron dans le poêlon et continuez à faire sauter pendant 2 à 3 minutes supplémentaires, ou jusqu'à ce que les poivrons soient légèrement ramollis et les haricots verts soient tendres-croquants.

6. **Arrosez de Sauce Soja :**

• Arrosez les légumes sautés de sauce soja à faible teneur en sodium et mélangez pour bien les enrober.

7. **Assaisonnez avec du Piquant (Facultatif) :**

• Si vous aimez un peu de piquant, saupoudrez des

flocons de piment rouge sur les légumes sautés et mélangez. Ajustez la quantité selon votre préférence pour le piquant.

8. **Garnissez et Servez :**

• Facultativement, garnissez les Haricots Verts et Poivrons Sautés de graines de sésame et d'oignons verts émincés pour plus de saveur et de présentation.

9. **Prêt à Déguster :**

• Servez vos Haricots Verts et Poivrons Sautés chauds en tant qu'accompagnement délicieux et nutritif.

Informations Nutritionnelles (par portion) :

• Calories : Environ 80

• Protéines : Environ 2g

• Glucides : Environ 10g

• Lipides : Environ 4g

• Fibres : Environ 3g

Boissons :

Recette : Délice d'Eau Infusée

Ingrédients :

• 1/2 concombre, coupé en fines tranches

• 1 citron, coupé en fines tranches

• 4 à 6 feuilles de menthe fraîche

• 8 tasses (2 litres) d'eau

• Glaçons (facultatifs)

Instructions :

1. **Préparez les Ingrédients :**

• Lavez soigneusement le concombre, le citron et les

feuilles de menthe.

• Coupez le concombre et le citron en fines tranches.

• Écrasez légèrement les feuilles de menthe pour libérer leur saveur.

2. **Assemblez l'Infusion :**

• Dans une grande carafe ou un pichet, ajoutez les tranches de concombre, les tranches de citron et les feuilles de menthe écrasées.

3. **Ajoutez de l'Eau :**

• Versez 8 tasses (2 litres) d'eau dans la carafe, recouvrant le concombre, le citron et la menthe.

4. **Réfrigérez et Infusez :**

• Placez la carafe au réfrigérateur et laissez infuser l'eau pendant au moins 2 à 3 heures. Pour une infusion plus intense, vous pouvez laisser reposer au réfrigérateur toute la nuit.

5. **Servez Frais :**

• Lorsque vous êtes prêt à servir, vous pouvez ajouter des glaçons à l'eau infusée si vous le souhaitez.

6. **Dégustez :**

• Versez le Délice d'Eau Infusée dans des verres ou utilisez un distributeur avec un robinet pour un service facile.

• Agrémentez de tranches de concombre supplémentaires, de tranches de citron ou de feuilles de menthe pour une touche supplémentaire de fraîcheur, si vous le souhaitez.

Informations Nutritionnelles (par portion) :

• Calories : Environ 0 (l'eau n'a pas de calories)

• Protéines : 0g

• Glucides : 0g

• Lipides : 0g

• Fibres : 0g

Recette : Élixir de Thé Vert Frais

Ingrédients :

• 4 tasses (environ 1 litre) d'eau

• 4 sachets de thé vert (ou 4 cuillères à café de thé vert en vrac)

• Zeste d'1 citron

• Zeste d'1 citron vert (facultatif)

• Glaçons (facultatifs)

• Feuilles de menthe fraîche pour la garniture (facultatif)

Instructions :

1. **Portez l'Eau à Ébullition :**

• Dans une bouilloire ou une casserole, portez 4 tasses d'eau à ébullition.

2. **Infusez le Thé Vert :**

• Placez les sachets de thé vert ou le thé vert en vrac dans une carafe ou une théière résistante à la chaleur.

3. **Versez de l'Eau Chaude :**

• Versez l'eau bouillante sur les sachets de thé ou le thé en vrac.

4. **Ajoutez le Zeste d'Agrumes :**

• Ajoutez le zeste d'un citron (et éventuellement le zeste d'un citron vert) dans la carafe avec le thé chaud.

5. **Infusez le Thé :**

• Laissez infuser le thé pendant environ 3 à 5 minutes, selon votre préférence pour la force du thé. Vous pouvez ajuster le temps d'infusion pour le rendre plus doux ou plus fort.

6. **Retirez les Sachets de Thé ou Filtrez :**

• Si vous utilisez des sachets de thé, retirez-les de la carafe. Si vous utilisez du thé en vrac, filtrez le thé dans un autre récipient pour éliminer les feuilles et le zeste d'agrumes.

7. **Refroidissez le Thé :**

• Placez la carafe ou le récipient de thé infusé au réfrigérateur pour le refroidir. Cela peut prendre de 1 à 2 heures.

8. **Servez Frais :**

• Lorsque vous êtes prêt à servir, vous pouvez ajouter des glaçons au thé vert rafraîchi si vous le souhaitez.

9. **Garniture (Facultatif) :**

• Facultativement, garnissez avec des feuilles de menthe fraîche pour plus de parfum et de présentation.

10. **Dégustez :**

• Versez l'Élixir de Thé Vert Frais dans des verres et savourez le goût rafraîchissant tout au long de la journée.

Informations Nutritionnelles (par portion, sans les garnitures facultatives) :

• Calories : Environ 0 (le thé a des calories minimes)

• Protéines : 0g

• Glucides : 0g

• Lipides : 0g • Fibres : 0g

Condiments et Assaisonnements :

Recette : Vinaigrette aux Herbes Infusées

Ingrédients :

• 1/4 tasse de vinaigre de cidre de pomme

• 2 cuillères à soupe d'huile d'olive extra vierge

• 2 cuillères à soupe d'herbes fraîches, finement hachées (telles que basilic, persil ou coriandre)

• 1/2 cuillère à café de moutarde de Dijon

• Pincée de poivre noir

• Pincée de sel (facultatif, selon le goût)

Instructions :

1. **Rassemblez Vos Ingrédients :**

• Assurez-vous d'avoir tous les ingrédients prêts.

2. **Mélangez le Vinaigre et la Moutarde :**

• Dans un petit bol, fouettez ensemble le vinaigre de cidre de pomme et la moutarde de Dijon jusqu'à ce qu'ils soient bien mélangés.

3. **Ajoutez l'Huile d'Olive :**

• Versez graduellement l'huile d'olive extra vierge tout en continuant de fouetter le mélange. Cela aide à émulsionner la vinaigrette.

4. **Ajoutez les Herbes Hachées :**

• Incorporez les herbes fraîches finement hachées de votre choix. Le basilic, le persil et la coriandre fonctionnent bien, mais n'hésitez pas à utiliser vos préférées.

5. **Assaisonnez avec Poivre et Sel :**

• Ajoutez une pincée de poivre noir pour un soupçon d'épice. Goûtez et ajustez l'assaisonnement avec une pincée de sel si nécessaire.

6. **Fouettez Jusqu'à Mélange :**

• Fouettez tous les ingrédients ensemble jusqu'à ce que la vinaigrette soit bien mélangée et ait une consistance lisse.

7. **Servez Immédiatement :**

• Votre Vinaigrette aux Herbes Infusées est maintenant prête à être versée sur vos salades préférées, légumes rôtis ou protéines grillées.

Informations Nutritionnelles (par portion) :

• Calories : Environ 70

• Protéines : 0g

• Glucides : Environ 1g

• Lipides : Environ 7g

• Fibres : 0g

Recette : Trempette Sauce Pimentée Ardente

Ingrédients :

• 1/4 tasse de yaourt grec nature (faible en gras ou sans

gras)

• 1-2 cuillères à café de votre sauce piquante préférée (ajustez selon le goût)

Instructions :

1. **Rassemblez Vos Ingrédients :**

• Assurez-vous d'avoir du yaourt grec nature et votre sauce piquante préférée prêts.

2. **Mélangez les Ingrédients :**

• Dans un petit bol, mélangez le yaourt grec nature et la quantité souhaitée de sauce piquante.

3. **Ajustez le Niveau d'Épice :**

• Commencez avec une petite quantité de sauce piquante et goûtez la trempette. Si vous désirez plus de piquant, ajoutez progressivement de la sauce piquante jusqu'à atteindre le niveau de piquant souhaité.

4. **Remuez Bien :**

• Remuez soigneusement le mélange jusqu'à ce que la sauce piquante soit répartie uniformément dans le yaourt grec.

5. **Servez :**

• Votre Trempette Sauce Pimentée Ardente est prête à être servie avec votre protéine préférée, comme du poulet grillé, des crevettes ou du tofu.

Informations Nutritionnelles (approximatives) :

• Calories : Environ 30-40 (varie selon la sauce piquante et le yaourt utilisés)

• Protéines : Environ 3-4g

• Glucides : Environ 2g

• Lipides : Environ 1-2g

• Fibres : 0g

Recette : Assaisonnement Citron-Poivre Corsé

Ingrédients :

• Zeste de 2 citrons (environ 2 cuillères à soupe)

• 2 cuillères à soupe de poivre noir fraîchement moulu

• 1/2 cuillère à café de sel (ajuster selon le goût)

Instructions :

1. **Rassemblez vos Ingrédients :**

• Assurez-vous d'avoir des citrons frais, des grains de poivre noir et du sel prêts.

2. **Prélevez le Zeste des Citrons :**

• Lavez et séchez soigneusement les citrons. Utilisez une râpe fine ou une râpe microplane pour prélever le zeste des citrons. Soyez attentif à ne prélever que la partie extérieure et colorée de l'écorce, car le pith blanc en dessous peut être amer.

3. **Moulez le Poivre Noir :**

• Moulez les grains de poivre noir à l'aide d'un moulin à poivre ou d'un moulin à épices pour obtenir une mouture grossière. Vous pouvez ajuster la grossièreté selon vos préférences.

4. **Combinez les Ingrédients :**

• Dans un petit bol, mélangez le zeste de citron et le poivre noir fraîchement moulu.

5. **Ajoutez le Sel :**

• Ajoutez progressivement le sel au mélange citron-poivre, en goûtant au fur et à mesure. Ajustez la quantité de sel selon vos préférences, en gardant à l'esprit que vous pouvez toujours en ajouter plus par la suite.

6. **Mélangez Thoroughly :**

• Remuez les ingrédients ensemble jusqu'à ce que le zeste de citron, le poivre noir et le sel soient uniformément répartis.

7. **Conservez :**

• Transférez votre Assaisonnement Citron-Poivre Corsé dans un récipient hermétique, comme un petit bocal ou un shaker à épices, pour une utilisation et un stockage faciles.

8. **Utilisez en Cuisine :**

• Saupoudrez votre Assaisonnement Citron-Poivre Corsé maison sur du poulet grillé, du poisson, des légumes rôtis, ou tout plat où vous souhaitez ajouter une explosion de saveur citronnée et une touche épicée.

Informations Nutritionnelles (approximatives) :

• Calories : Négligeables (car vous utilisez de petites quantités)

• Protéines : Négligeables

• Glucides : Négligeables

• Lipides : Négligeables

• Fibres : Négligeables

CONCLUSION

En refermant ce livre, nous espérons que vous avez découvert non seulement une collection savoureuse de recettes, mais aussi une nouvelle perspective sur la manière dont la nutrition peut être à la fois délicieuse et bénéfique pour votre bien-être. Le voyage à travers le régime PSMF est bien plus qu'un simple itinéraire culinaire ; c'est une exploration passionnante de la façon dont les choix alimentaires peuvent transformer votre vie.

La clé du succès avec le PSMF réside dans la cohérence et l'engagement envers une alimentation équilibrée. Nous vous avons guidés à travers des saveurs variées, des ingrédients nutritifs et des techniques culinaires qui soutiennent votre objectif de santé. À présent, c'est à vous de prendre ces connaissances et de les intégrer dans votre quotidien, pour que chaque repas devienne une occasion de nourrir votre corps et votre esprit.

Rappelez-vous que la réussite dans votre parcours nutritionnel ne dépend pas seulement des recettes que vous préparez, mais également de la façon dont vous abordez votre alimentation de manière globale. Soyez attentif à vos choix alimentaires, écoutez les besoins de votre corps et adoptez une approche équilibrée pour profiter pleinement des bienfaits du PSMF.

Nous espérons que ce livre vous a inspiré à explorer de nouvelles saveurs, à apprécier la diversité des aliments riches en protéines maigres et à reconnaître le potentiel transformateur de chaque repas. Que ce soit pour atteindre vos objectifs de poids, améliorer votre énergie ou simplement adopter un mode de vie plus sain, nous vous encourageons à persévérer et à célébrer chaque étape de votre parcours.

Votre engagement envers une vie plus saine est une affirmation de votre pouvoir personnel sur votre bien-être. Merci de nous avoir accompagnés dans cette aventure culinaire dédiée au PSMF. Puissent ces recettes continuer à vous inspirer et à vous nourrir, longtemps après avoir refermé ce livre.

Bon voyage vers une vie plus saine et plus délicieuse !

www.ingramcontent.com/pod-product-compliance
Lightning Source LLC
Chambersburg PA
CBHW050655250726